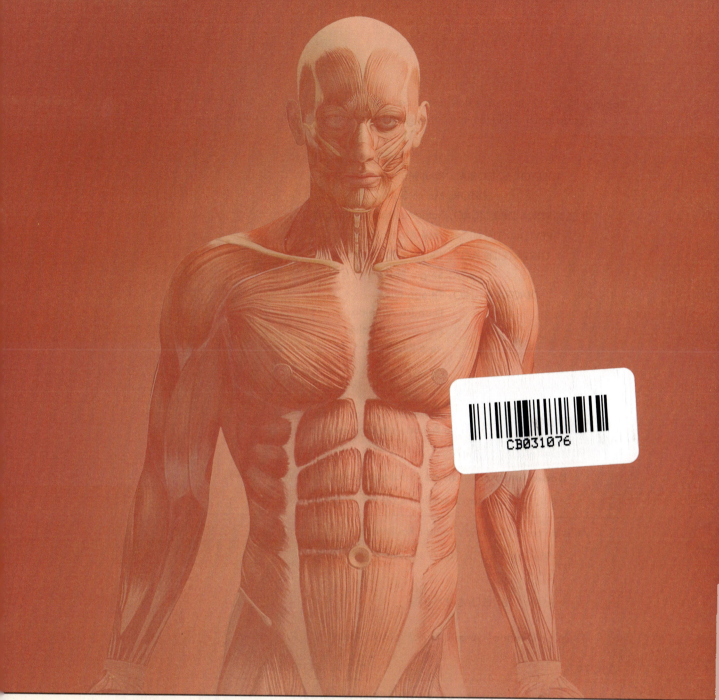

ATLAS DO
CORPO HUMANO
SEU GUIA DEFINITIVO PARA O CONHECIMENTO

Copyright © 2017 do texto e das ilustrações: Editora DCL – Difusão Cultural do Livro
Copyright © 2017 da edição: Editora DCL – Difusão Cultural do Livro

DIRETOR EDITORIAL: Raul Maia
EDITOR: Marco Saliba
ASSESSORIA DE EDIÇÃO: Fabiana Mendes Rangel
REVISÃO TÉCNICA: José Afonso Pereira
GERENTE DE ARTE: Clayton Barros Torres
CAPA: Sérgio Frega
DIAGRAMAÇÃO: Thiago Nieri
Leandro Almeida
Fábio Giusti Balisa
Vera Ribeiro Ricardo

**Texto em conformidade com as novas regras
ortográficas do Acordo da Língua Portuguesa**

Dados Internacionais de Catalogação na Publicação (CIP)

(Câmara Brasileira do Livro, SP, Brasil)

Atlas do corpo humano / [editor Raul Maia] —

São Paulo : DCL, 2017.

ISBN 978-85-368-2218-1

1. Corpo humano – Atlas I. Maia, Raul. II. Título

05-2792	CDD-611.00222

Índice para catálogo sistemático:

1. Corpo humano : Atlas : Ciências Médicas   611.00222

Editora DCL – Difusão Cultural do Livro
Av. Marquês de São Vicente, 1619, Cj. 2612 — Barra Funda
CEP 01139-003 — São Paulo — SP
Tel.: (0xx11) 3932-5222
www.editoradcl.com.br

Índice

Divisão do Corpo Humano 4

Célula 6

Sistema Ósseo 8

Sistema Muscular 10

Sistema Cardiovascular 12

Sistema Digestório 14

Sistema Respiratório 16

Sistema Endócrino 18

Sistema Sensorial 20

Sistema Nervoso 22

Sistema Linfático 24

Sistema Urinário 26

Sistema Reprodutor Masculino 28

Sistema Reprodutor Feminino 30

Divisão do Corpo Humano

O corpo humano é dividido em cabeça, tronco e membros. Cada parte possui um tipo de funcionamento e elas integram-se harmoniosamente.

O estudo do corpo humano, que considera a forma e a estrutura, recebe o nome de Anatomia; e o estudo das funções dos órgãos chama-se Fisiologia.

Cabeça

É constituída por crânio e face. O crânio protege o encéfalo, que é formado pelo cérebro, cerebelo e bulbo. Na face encontram-se os órgãos dos sentidos: olhos, boca, nariz e ouvidos, responsáveis por visão, mastigação, paladar, respiração e audição. A face é coberta pela pele, que também é responsável pelo tato. A cabeça funciona como um centro operacional, que recebe e comanda ações e reações do corpo. A união entre o tronco e a cabeça é feita pelo pescoço.

Tronco

É formado por tórax e abdome. Possui a cavidade torácica, o coração, os pulmões e o esôfago, por onde passam os alimentos. O abdome abriga o estômago, fígado, baço, pâncreas, rins, intestinos e bexiga. Popularmente o tórax é chamado de peito e o abdome de barriga. No corpo feminino, o abdome apresenta também os ovários e o útero. O abdome e o tórax unem-se por meio do músculo do diafragma.

Questão de Saúde

A máquina da vida

O corpo humano, quando em funcionamento, é como uma máquina. Para fazer a máquina funcionar é preciso combustível. O nosso combustível vem por meio de alimentos.

Uma alimentação balanceada, descanso e lazer trazem qualidade de vida e longevidade.

Membros

São divididos em pares, sendo um par de membros superiores e outro de membros inferiores. Os membros superiores ou torácicos são constituídos pelos ombros, braços, antebraços e mãos. Os ombros fazem a ligação entre tórax e braços. Já os membros inferiores ou pélvicos são compostos por quadril, coxas, pernas e pés. Nesses membros é o quadril que faz a união entre coxas e tronco.

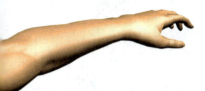

O corpo humano e suas funções

Para que o corpo humano possa sobreviver e procriar, é necessário que ele adquira boas condições em suas funções de nutrição, relação e reprodução.

Funções de nutrição

Para o organismo sobreviver é preciso que ele se alimente. Junto com a alimentação vêm a respiração, digestão, circulação e excreção. Todas essas funções estão inter-relacionadas e agem para que o indivíduo possa praticar desde a mínima ação, como mexer um dedo, até atividades mais intensas, como levantar algo pesado.

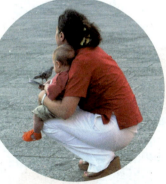

Funções de relação

São responsáveis pela relação entre o homem e o meio ambiente. Entre os processos de relação estão os sistemas de locomoção, fonação, audição, visão, olfação e gustação.

Funções de reprodução

Para que ocorra a propagação da espécie, é necessário que o homem se reproduza. Todos os indivíduos em condições físicas normais podem se reproduzir.

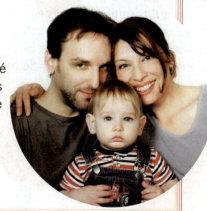

Atlas do Corpo Humano

Célula

As células são pequenas estruturas com as quais se constroem tecidos vivos.

A célula funciona de forma complexa, e realiza todas as funções vitais. No ser humano, seus componentes fundamentais são a membrana celular, o citoplasma e o núcleo.

A membrana celular envolve e protege a célula, tendo, também, a função de controlar a entrada e saída de substâncias, nutrientes e resíduos da célula. É por onde o alimento digerido terminará passando após a digestão completa de uma refeição.

O citoplasma é composto principalmente por água. Nele encontram-se estruturas denominadas organelas.

O núcleo é o centro de controle da célula. É constituído de material hereditário ou genético (DNA), presente nos cromossomos.

Saiba Mais

Formatos das células

glóbulos brancos (neutrófilos)

arredondadas

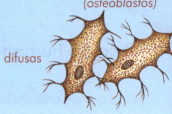
células do tecido ósseo (osteoblastos)

difusas

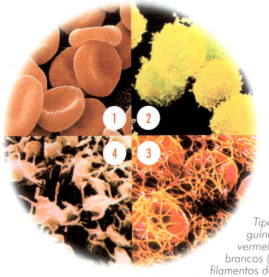

Tipos de células sanguíneas: glóbulos vermelhos (1), glóbulos brancos (2), filamentos de fibrina (3) e plaquetas (4).

Saiba Mais

Células – núcleo e cromossomo

Em todas as células dos seres vivos existem os cromossomos, que são responsáveis pelas características hereditárias, ou seja, tudo que somos fisicamente e até mesmo o modo de agir estão expressos dentro dessa pequena estrutura. O cromossomo é formado pelos genes, que por sua vez são formados pela molécula do DNA (ácido desoxirribonucleico).

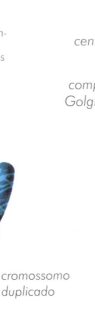

cromossomo duplicado

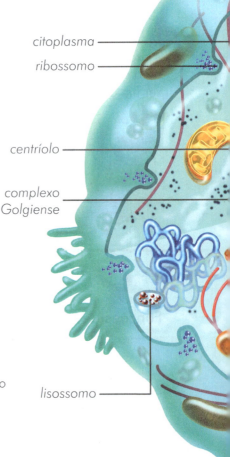

membrana celular

citoplasma

ribossomo

centríolo

complexo Golgiense

lisossomo

mitocôndria

6 Atlas do Corpo Humano

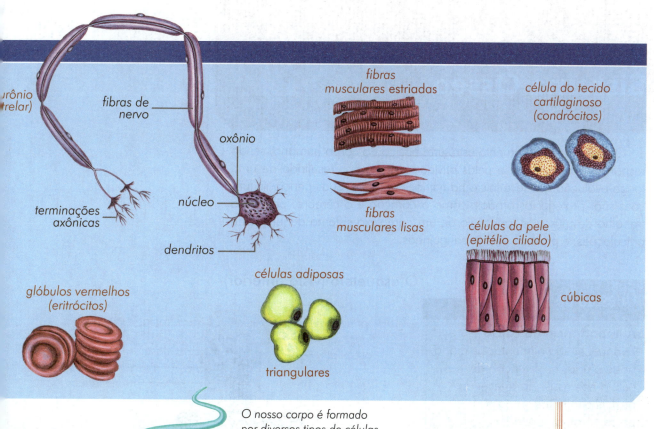

O nosso corpo é formado por diversos tipos de células, que desempenham diferentes funções, formando tecidos e órgãos, atuando, assim, na manutenção de nossas vidas.

Questão de Saúde

Célula-tronco

É um tipo de célula com capacidade de se diferenciar e construir qualquer tipo de tecido no corpo. Outra capacidade especial das células-tronco é o poder de gerar cópias idênticas de si mesmas. Por causa dessas duas capacidades, as células-tronco estão sendo muito pesquisadas, pois o intuito é usá-las como células substitutas em tecidos lesionados ou doentes, como nos casos de Alzheimer, Parkinson e doenças neuromusculares em geral, ou ainda no lugar de células que o organismo deixa de produzir por alguma deficiência, como no caso de diabetes. Elas são encontradas nos embriões e em tecido adulto do organismo, como no da medula óssea e do coração. Hoje os estudos, cada vez mais avançados, trazem à tona discussões sobre bioética, afinal, como manipular as células com seriedade e respeito à vida?

Atlas do Corpo Humano 7

Sistema Ósseo

O esqueleto é o elemento estrutural básico do corpo humano, sendo responsável pela forma e pelas atividades dele. É o resultado de uma longa evolução que teve início há milhões de anos. Suas principais funções são: proteger os órgãos, como o coração e o cérebro; permitir o trabalho de músculos, por meio de um complexo sistema de junções e articulações; e produzir células sanguíneas.

Questão de Saúde

A importância do cálcio
Enriquecer sua alimentação diária pode ajudar na retenção de cálcio nos ossos, fortalecendo-os. Os alimentos como ovo, peixe, laranja, amêndoa, brócolis, couve, leite e derivados com baixo teor de gordura são ricos em cálcio. Junto com a alimentação, a prática de esportes e a exposição ao sol auxilia a produção de vitamina D, que ajuda o organismo a reter mais cálcio.

O esqueleto (vista anterior)

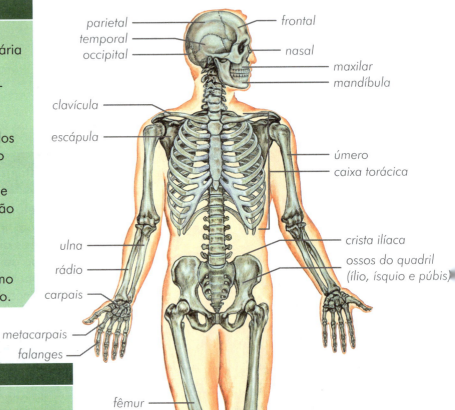

Labels: parietal, temporal, occipital, frontal, nasal, maxilar, mandíbula, clavícula, escápula, úmero, caixa torácica, ulna, rádio, carpais, metacarpais, falanges, crista ilíaca, ossos do quadril (ílio, ísquio e púbis), fêmur, patela, tíbia, fíbula, tarsais, metatarsais, falanges

Questão de Saúde

Fratura em osso
O raio X, além de ser capaz de identificar ossos fraturados, identifica objetos considerados estranhos no corpo humano, por meio de ondas eletromagnéticas. O raio X abaixo mostra uma fratura de grandes proporções, na qual foram utilizadas placas de metal e parafusos para ajudar na consolidação dos ossos fraturados. Em casos menos graves, um osso fraturado, após ser colocado no lugar, pode ser recuperado com a imobilização do local, auxiliada muitas vezes pelo uso de gesso ou tala.

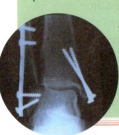

8 Atlas do Corpo Humano

O esqueleto é formado por 206 ossos, número que varia de acordo com a idade, pois em idosos há a tendência de os ossos se unirem, diminuindo assim a quantidade, o que também ocorre em recém-nascidos. Representa cerca de 20% do peso de um adulto e 25% de sua massa corporal.

O esqueleto (vista posterior)

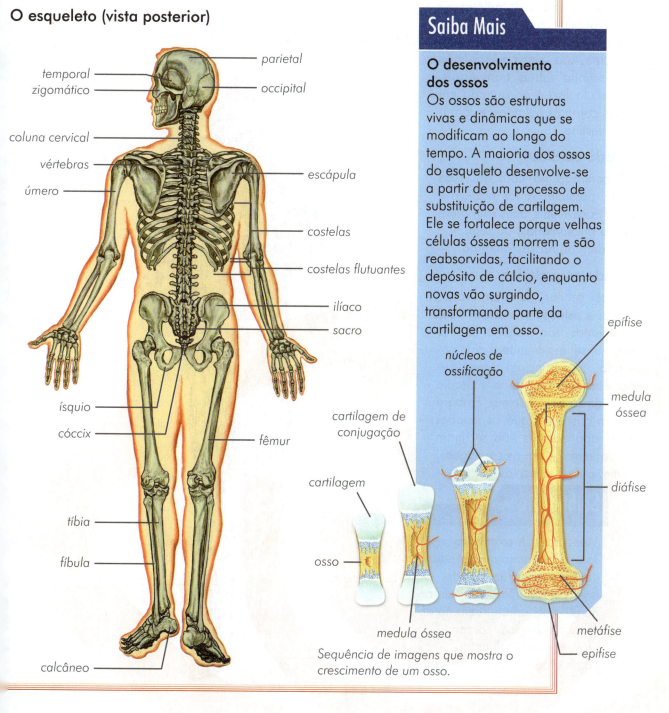

Saiba Mais

O desenvolvimento dos ossos

Os ossos são estruturas vivas e dinâmicas que se modificam ao longo do tempo. A maioria dos ossos do esqueleto desenvolve-se a partir de um processo de substituição de cartilagem. Ele se fortalece porque velhas células ósseas morrem e são reabsorvidas, facilitando o depósito de cálcio, enquanto novas vão surgindo, transformando parte da cartilagem em osso.

Sequência de imagens que mostra o crescimento de um osso.

Atlas do Corpo Humano 9

Sistema Muscular

Os músculos são a massa orgânica que envolve o esqueleto, reveste e protege os órgãos. São eles que possibilitam o movimento dos órgãos, das articulações e do esqueleto. São formados pelas fibras musculares (célula do tecido muscular). O sistema muscular é composto por três tipos de músculos:

Liso

Dotado de movimentos involuntários, possui contrações lentas; suas células são dotadas de um só núcleo, são curtas e lisas, não apresentando estrias transversais. O músculo liso é encontrado em órgãos como os pulmões, estômago e intestino.

Estriado cardíaco

Encontrado no coração, suas células possuem vários núcleos e estrias transversais. Seus movimentos são involuntários, ou seja, não dependem do nosso comando.

Estriado esquelético

Suas células possuem vários núcleos e estrias transversais. Seus movimentos são voluntários, ou seja, só se movimentam sob comando. Sua principal diferenciação está no fato de o músculo estar ligado ao esqueleto. Embora existam casos em que os tendões ou as aponeuroses não se ligam ao esqueleto, e sim às cartilagens, derme, outros músculos etc.

Saiba Mais

Músculos x Movimento
Todo movimento que fazemos devemos aos músculos de nosso corpo. Desde um piscar de olho até uma pirueta no ar. Alguns músculos realizam movimentos involuntários, como o coração.

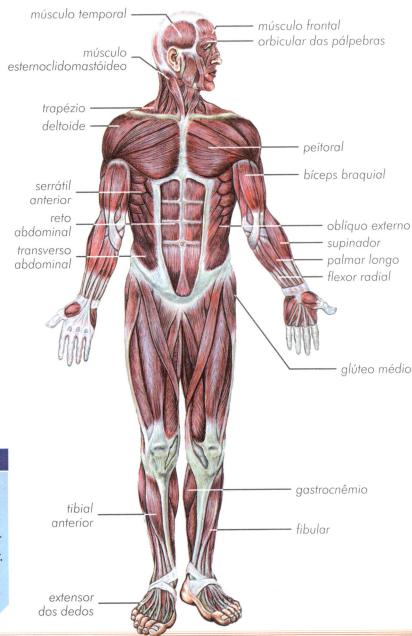

Os músculos (vista anterior)

10 Atlas do Corpo Humano

Questão de Saúde

Exercícios de alongamento
Podem ser praticados por pessoas de qualquer idade e a qualquer hora. Não necessitam de equipamentos especiais.
Veja alguns de seus benefícios:
- tornam os músculos mais flexíveis;
- relaxam e reduzem as tensões musculares;
- melhoram a postura;
- reduzem ansiedade, estresse e fadiga;
- previnem dores.

Os músculos (vista posterior)

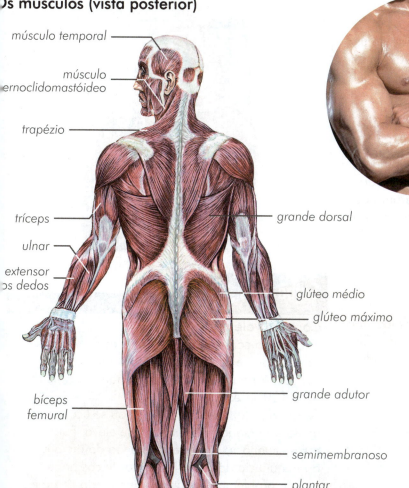

- músculo temporal
- músculo ernoclidomastóideo
- trapézio
- tríceps
- ulnar
- extensor os dedos
- bíceps femural
- strocnêmios
- grande dorsal
- glúteo médio
- glúteo máximo
- grande adutor
- semimembranoso
- plantar

Questão de Saúde

Beleza artificial
São fatores decisivos para se obter bons resultados nos exercícios que aumentam a massa muscular:
- determinação genética;
- treinamento adequado;
- alimentação equilibrada e balanceada.

Atenção: as drogas não fazem campeões. Se praticando exercícios os resultados não forem os esperados, dificilmente será melhor com suplementos e anabolizantes. O uso dessas substâncias, além de pouco contribuir no resultado, pode acarretar problemas de saúde.

Saiba Mais

Que pesado!
Os músculos representam 40% do peso do nosso corpo.

Atlas do Corpo Humano

Sistema Cardiovascular

O coração, as artérias, veias e os capilares constituem o aparelho circulatório, que possibilita a circulação do sangue, uma das funções essenciais que se realizam no corpo humano, já que graças a ela é possível o transporte de oxigênio e elementos nutritivos a todas as células do corpo, além da coleta e da eliminação do dióxido de carbono e das substâncias e resíduos que se produzem nas mesmas.

O coração

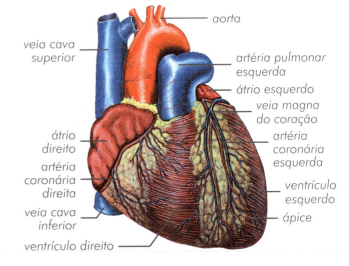

Coração

Principal órgão da circulação. Trata-se de um espesso músculo oco, formado de fibras entrelaçadas. Tem como função bombear o sangue para todo o corpo.

Sangue

O sangue é um tecido vivo. Formado de plasma e células ou glóbulos vermelhos e brancos. São produzidos na medula óssea e sua função é transportar alimento e oxigênio a cada uma das células. Ele também é responsável pela limpeza do organismo, carregando resíduos das células para o fígado e para os rins, de onde são eliminados.

Capilares

Os capilares possuem paredes finíssimas, não possuem válvulas e ligam artérias e veias. Eles transportam uma mistura de sangue oxigenado e desoxigenado.

Artérias

As artérias têm paredes musculares espessas e elásticas. Não possuem válvulas e transportam sangue oxigenado do coração para todo o corpo.

Saiba Mais

Coração valente
O coração começa a trabalhar a partir da quarta semana de gestação e só para quando a vida acaba. Normalmente, a cada minuto ele bate de 60 a 100 vezes.
Quando se faz exercícios físicos ou se fica muito estressado, esse número se eleva. Fora essas situações, qualquer alteração do ritmo e da frequência dos batimentos cardíacos pode indicar problemas no funcionamento do coração.
Batimentos muito rápidos: taquicardia; muito lentos: bradicardia, ou seja, arritmia cardíaca. A arritmia cardíaca manifesta-se com palpitação, falta de ar, dores no peito, tontura e desmaio. O diagnóstico da arritmia é confirmado pelo eletrocardiograma.

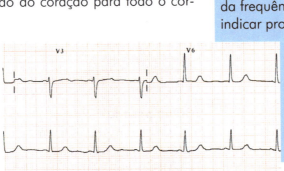

Eletrocardiograma mostrando padrão de batimentos normais.

12 Atlas do Corpo Humano

Veias

As veias têm paredes finas, pouco elásticas e possuem válvulas. Elas transportam sangue desoxigenado do corpo para o coração.

Vasos do corpo (artérias, em vermelho; veias, em azul)

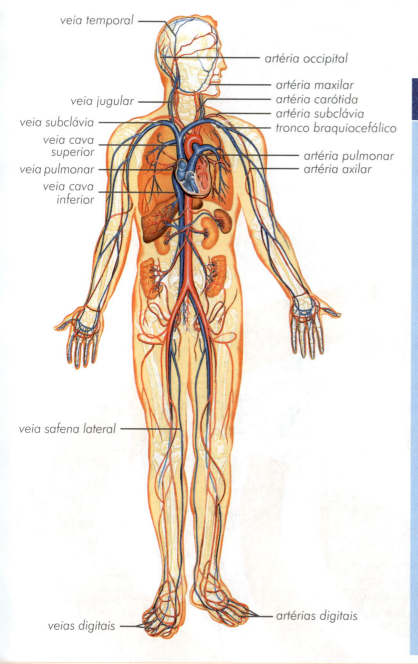

Questão de Saúde

Cuidados com o coração
O coração precisa ser bem cuidado para que trabalhe por mais tempo. Cigarros, bebidas e outras drogas fazem mal ao tecido cardíaco, diminuindo sua capacidade. A alimentação gordurosa também representa perigo, pois entope as coronárias, causando o enfarte.

Saiba Mais

A circulação que vai do ventrículo direito ao átrio esquerdo, passando pelos pulmões, é chamada pequena (pulmonar); a que vai do ventrículo esquerdo ao átrio direito, passando pelos diferentes órgãos, é a grande circulação (geral). Como ilustrado abaixo, o sangue arterial (em vermelho) é bombeado pelo coração para os órgãos. Neles, o sangue arterial deixa oxigênio e recebe gás carbônico tornando-se venoso (em azul).

Esquema da circulação sanguínea

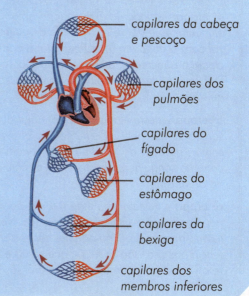

Atlas do Corpo Humano 13

Sistema Digestório

Os alimentos que ingerimos se transformam em músculos, sangue, ossos e na energia necessária para viver. Esse processo de transformação chama-se digestão. Nele o alimento é reduzido para que o corpo o absorva da melhor forma possível, atendendo às necessidades do organismo.

O processo de digestão é lento e trabalhoso, levando em torno de 8 horas para terminar. Os nutrientes retirados dos alimentos e a energia fornecida por eles entram em ação em pouco tempo.

O conjunto de órgãos no qual a digestão se realiza pode ser dividido em duas partes: tubo digestório, constituído por boca, faringe, esôfago, estômago e intestinos; e glândulas anexas.

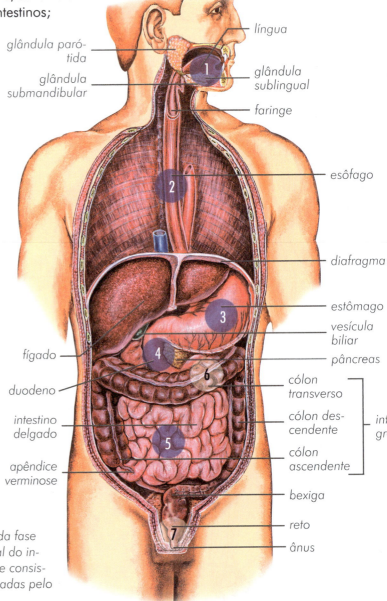

Etapas da digestão:

1ª etapa – assim que um alimento é ingerido, o processo de digestão começa. Na boca (1), o alimento é cortado e triturado pelos dentes, por meio da mastigação.

2ª etapa – após sair da boca, o alimento vai para o esôfago (2) e daí, por meio de contrações musculares produzidas por esse órgão, vai para o estômago (3).

3ª etapa – nesta etapa, o alimento encontra-se no estômago (3) e será alvo de uma "chuva ácida", que contribui no processo de desintegração do alimento.

4ª etapa – saindo do estômago, o bolo alimentar, que agora é chamado de quimo, vai para o duodeno (4). Dessa etapa participam o pâncreas e o fígado, com substâncias que dão continuidade ao processo químico.

5ª etapa – nesta etapa ocorre a maior absorção de nutrientes. Os nutrientes, atravessam as paredes do intestino (5) e entram na corrente sanguínea, abastecendo as células do organismo.

6ª etapa – nesta última etapa, o que sobrou da fase anterior chega ao intestino grosso (6). No final do intestino grosso, o quimo adquire cor castanha e consistência pastosa, são as fezes, que serão eliminadas pelo reto (7), última parte do intestino grosso.

14 Atlas do Corpo Humano

As glândulas anexas são:
- **glândulas salivares:** constituídas por três pares de glândulas situadas na boca, são encarregadas de produzir saliva;
- **fígado:** é a glândula mais volumosa do corpo humano e tem como funções: desintoxicar e desmanchar gorduras;
- **pâncreas:** é uma glândula com forma de cacho situada na cavidade abdominal. O pâncreas desempenha duas funções diferentes: uma de secreção externa, que intervém na digestão (suco pancreático), e outra, de secreção interna e caráter endócrino, produzindo insulina que abaixa a taxa de açúcar no sangue.

Saiba Mais

Fígado: um órgão fundamental
O fígado, pesando 1,5 kg, é a maior glândula do corpo humano e um dos mais complexos. Executa mais de 500 funções, entre elas a de sintetizar proteínas e desintoxicar o organismo do efeito de drogas, o que explica o interesse dos cientistas em estudá-lo a fundo.
O fígado tem características que impressionam, como continuar funcionando mesmo quando cortado ao meio; ser o único órgão que se regenera; ser um dos órgãos que causa menos rejeição em transplantes; e, em caso de entrar em falência, não existir tratamento que o recupere.

Questão de Saúde

Alimentação e saúde
O homem, como todos os seres vivos, precisa se alimentar. Afinal, é a partir do alimento que se obtém a energia necessária para a manutenção da vida.
A maioria das pessoas alimenta-se mal. Uns comem demais, outros de menos, e quase todos não fazem boas escolhas alimentares, o que pode comprometer a saúde, pois a ingestão, em excesso, de alguns alimentos pode provocar doenças graves, como colesterol, doenças coronarianas etc.
Para manter a saúde, é preciso ter uma alimentação balanceada, ou seja, consumir grãos, frutas, verduras, carnes e outros alimentos todos os dias na quantidade certa, o que fica mais simples ao se consultar a pirâmide alimentar. Dessa forma, o organismo abastece-se de vitaminas, minerais e energia, ingredientes para uma vida saudável.

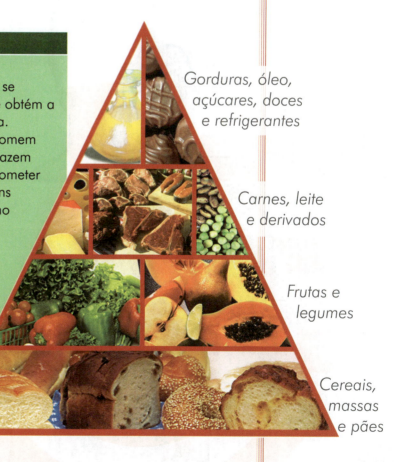

Gorduras, óleo, açúcares, doces e refrigerantes

Carnes, leite e derivados

Frutas e legumes

Cereais, massas e pães

Os alimentos dos grupos da base da pirâmide devem ser consumidos em maior quantidade e os grupos do topo da pirâmide em menor quantidade.

Atlas do Corpo Humano **15**

Sistema Respiratório

A respiração é um processo involuntário e automático, no qual se extrai o oxigênio do ar na inspiração e se expulsa o gás carbônico na expiração.

A inspiração começa no nariz ou na boca, onde o ar se aquece e umedece. Depois passa pela faringe, segue pela laringe e penetra na traqueia.

Na altura da metade do peito, a traqueia divide-se em dois brônquios que, após repetidas e sucessivas divisões, ramificam-se em aproximadamente 250 mil bronquíolos.

Saiba Mais

Haja ar!
Respiramos aproximadamente 17 vezes por minuto.
Na respiração normal introduzimos ½ litro de ar nos pulmões.

Saiba Mais

Pulmões: os principais órgãos do sistema respiratório
Os pulmões são duas grandes massas esponjosas, com aproximadamente 25 cm de comprimento e 700 g, localizadas no tórax e protegidas pelas costelas.
O pulmão direito é maior que o pulmão esquerdo, pois entre eles há um espaço para acomodar outros órgãos, como coração, esôfago e grandes vasos.
Os pulmões são protegidos por duas membranas, chamadas de pleuras. Entre as pleuras interna e externa há um líquido que as lubrifica e permite o deslizamento de uma sobre a outra durante a respiração.

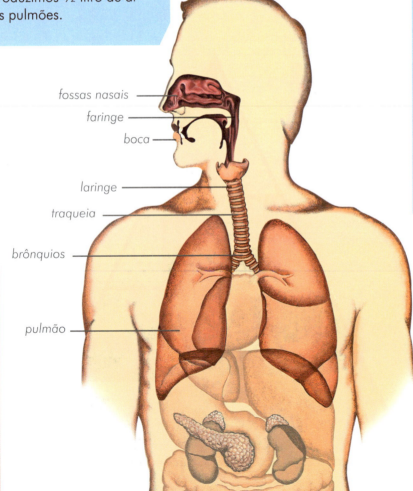

- fossas nasais
- faringe
- boca
- laringe
- traqueia
- brônquios
- pulmão

O sistema respiratório apresenta duas partes: as vias respiratórias, formadas por boca, fossas nasais, faringe, laringe, traqueia, brônquios e bronquíolos; e os pulmões.

16 Atlas do Corpo Humano

traqueia

bronquíolos

No final do processo, os bronquíolos agrupam-se em cachos chamados de alvéolos, que são pequenos sacos de ar nos quais se realiza a troca de gases com o sangue. Nessa hora, a célula absorve o oxigênio e libera o gás carbônico.

Os movimentos respiratórios ocorrem devido à presença dos músculos intercostais e do diafragma. Na inspiração, eles se contraem, aumentando o volume da caixa torácica. Com essa contração, o ar é empurrado aos pulmões, que aumentam de volume.

Na expiração, os músculos intercostais e o diafragma relaxam, diminuindo o volume da caixa torácica; com isso há uma compressão dos pulmões, que expulsam o ar.

Os bronquíolos são as vias aéreas mais estreitas, apresentando um diâmetro de apenas 0,005 milímetro.

Questão de Saúde

Por dentro do corpo

O raio X é um recurso para observar as possíveis manchas nos pulmões. As manchas são causadas pela exposição dos pulmões à fumaça ou por infecções causadas por bactérias ou vírus, micro--organismos que transmitem doenças, tais como tuberculose, pneumonia, entre outras.

Raio X do tórax, no qual é possível observar os dois pulmões.

Questão de Saúde

Asma

A asma é uma doença que causa deficiência respiratória. Um dos tratamentos é fazer uso da bombinha que, quando aspirada, leva ao pulmão substâncias que dilatam os alvéolos, provocando uma captação maior de oxigênio.

Atlas do Corpo Humano **17**

Sistema Endócrino

O sistema endócrino, juntamente com o sistema nervoso, desempenha um trabalho de coordenação, regulação e controle sobre as funções de determinados órgãos do corpo.

Esse trabalho é realizado por meio das glândulas endócrinas, responsáveis pela secreção de substâncias denominadas hormônios.

Os hormônios têm como função estimular ou inibir reações bioquímicas, regulando as atividades do corpo. Eles interferem nas reações humanas (ex.: medo, desejo), no crescimento e desenvolvimento físico (ex.: surgimento de barba no homem e mamas na mulher) e no nível de concentração de substâncias vitais ao organismo (ex.: taxa de açúcar no sangue e de cálcio nos ossos).

O mecanismo desse sistema é altamente preciso. As glândulas endócrinas liberam os hormônios na corrente sanguínea atingindo todas as células do corpo. Mas apenas as células-alvo respondem aos estímulos específicos da secreção.

As principais glândulas endócrinas do organismo são a hipófise, a tireoide, as paratireóideas, as suprarrenais, o pâncreas, os ovários (na mulher) e os testículos (no homem). As glândulas e sua localização são iguais no homem e na mulher, com exceção das glândulas sexuais.

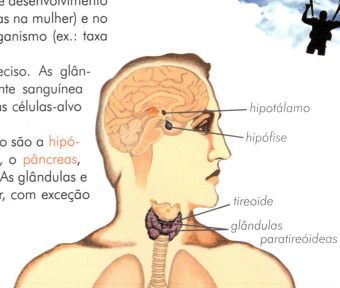
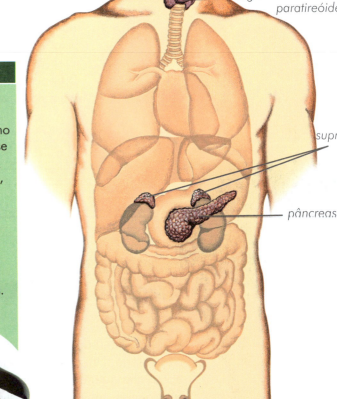

Questão de Saúde

Diabetes
O diabetes é uma deficiência na produção e utilização de um hormônio produzido no pâncreas, a insulina, que atua no sangue controlando a entrada de açúcar nas células. Se esse hormônio não realiza sua função de maneira satisfatória, o açúcar atinge taxas muito elevadas, comprometendo, assim, todo o organismo. Afeta, principalmente, a circulação, os nervos, os olhos, os rins etc.
Há dois tipos de diabetes: no tipo 1 as células do pâncreas são incapazes de produzir insulina. Os portadores desse tipo necessitam aplicar o hormônio, em geral são magros e jovens; já o tipo 2 está relacionado ao fator hereditário e à obesidade, e é frequente em indivíduos de mais de 40 anos. Os sintomas mais comuns são: sede excessiva, urina abundante, fadiga e alteração de peso. A dosagem de glicose no sangue é quantificada com facilidade por meio de aparelhos, como o da ilustração ao lado, no qual a medição é feita com apenas uma gota de sangue.

18 Atlas do Corpo Humano

Saiba Mais

Reação ao perigo

A adrenalina é o hormônio produzido nas suprarrenais. É liberado nas situações de emoções fortes. Nessas ocasiões, os batimentos cardíacos aumentam e o fígado produz e libera glicose, o que ajuda o corpo a reagir em situações de tensão.

Saiba Mais

Como o sistema nervoso entra nessa história?

O sistema nervoso participa do sistema endócrino por meio do hipotálamo (localizado no cérebro, próximo à hipófise), que controla o hormônio da glândula hipófise, a mais importante do sistema endócrino, e atua como regulador das outras glândulas desse sistema.

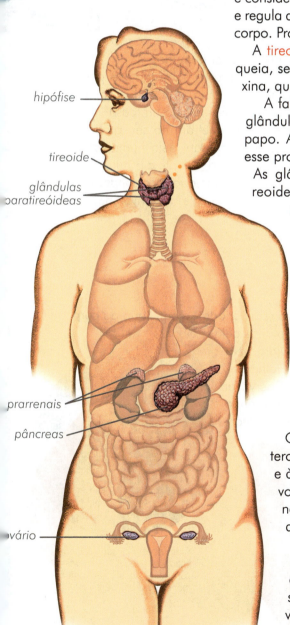

A hipófise, embora tenha o tamanho de um feijão, é considerada a glândula mestre, pois exerce controle e regula as atividades de todas as outras glândulas do corpo. Produz o hormônio do crescimento.

A tireoide, glândula localizada na frente da traqueia, secreta os hormônios tri-iodotiroxina e a tiroxina, que regula o metabolismo.

A falta de iodo na alimentação faz com que a glândula tireoide aumente, originando o bócio ou papo. A adição de iodo no sal de cozinha evita esse problema.

As glândulas paratireoideas ficam atrás da tireoide. São quatro pequenas glândulas, do tamanho de um feijão. Elas são responsáveis pelo controle da absorção de cálcio no sangue e nos ossos.

As glândulas suprarrenais estão situadas simetricamente sobre os rins. Produzem os hormônios controladores das taxas de sódio, potássio e água, além da adrenalina.

O pâncreas produz a insulina, que controla o nível de glicose no sangue. A insulina controla a entrada de açúcar nas células, regulando a taxa de glicose no sangue.

Os ovários produzem os hormônios progesterona e o estrógeno, que induzem à ovulação e à menstruação, além de propiciar o desenvolvimento das características sexuais femininas, como o crescimento das mamas e dos quadris.

Os testículos são responsáveis pela produção do hormônio testosterona. Permite ao homem desenvolver suas características sexuais secundárias, como a mudança de voz, pelos na puberdade e a ocorrência de espermatozoides na ejaculação.

Atlas do Corpo Humano

Sistema Sensorial

Os cinco sentidos

Olhos, pele, orelhas, língua e fossas nasais são os órgãos que têm a capacidade de transmitir os diversos estímulos do ambiente em impulsos nervosos. Esses são transmitidos ao cérebro, de onde partem as "ordens" que determinam as diferentes reações do nosso organismo. Responsáveis pela visão, tato, audição, gustação e olfato, esses órgãos compõem o sistema sensorial.

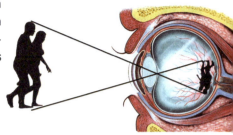

Visão

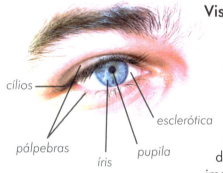

A visão é o principal sentido do ser humano.

O olho é responsável por captar a luz externa e passar informações para o cérebro. Veja como se forma a imagem no olho humano: Imagine que a imagem seja um casal. Os raios luminosos refletidos pelo casal penetram no seu globo ocular através da córnea transparente, passam pelo humor aquoso e pela pupila. Atravessam, em seguida, a lente e o humor vítreo e depois convergem para um ponto chamado foco, onde, então, a imagem é formada. A imagem, inicialmente, fica invertida, mas no cérebro ela é reconvertida na posição correta.

Audição

A orelha proporciona o sentido da audição e também está relacionada ao equilíbrio do corpo. Entenda como ouvimos os sons: as ondas sonoras são captadas pela orelha externa.

Em seguida, são conduzidas até o tímpano, fazendo-o vibrar. Na orelha média, bigorna, martelo e estribo transmitem as vibrações à orelha interna. As vibrações provocam a agitação do líquido da cóclea. O nervo auditivo, presente na cóclea, capta essas vibrações sonoras produzindo impulsos elétricos e os transmite ao cérebro, que analisa e identifica os diferentes sons.

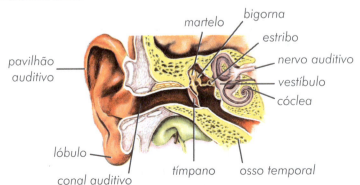

A orelha é o órgão especializado em captar as ondas sonoras e passar suas informações para o cérebro.

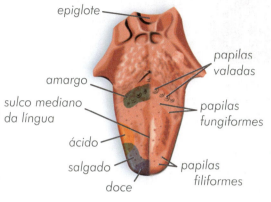

Gustação

A gustação ou paladar é a capacidade de perceber e distinguir sabores do que for levado à boca. Esse sentido é exercido pela língua, que possui papilas gustatórias, nas quais se encontram os botões gustatórios, que são corpúsculos microscópicos dotados de células neuroepiteliais capazes de reagir ao contato das moléculas que vêm do meio externo. Esses botões gustativos recebem informações que transmitem ao cérebro pelo nervo gustativo.

Olfação

A olfação é a capacidade de perceber e distinguir odores. O órgão receptor desse sentido é a mucosa pituitária olfativa, que reveste as partes mais profundas das fossas nasais. Essas possuem em sua parte superior células olfatórias capazes de perceber odores. Essas células transmitem informações ao nervo olfativo, que as conduzem ao cérebro (por meio do nervo olfativo), onde serão interpretadas como um odor.

Tato

O sentido do tato é exercido pela pele, que possui três camadas: epiderme, derme e hipoderme. Na derme e na hipoderme existem receptores capazes de perceber os estímulos táteis e transmiti-los, por meio dos nervos, ao cérebro.

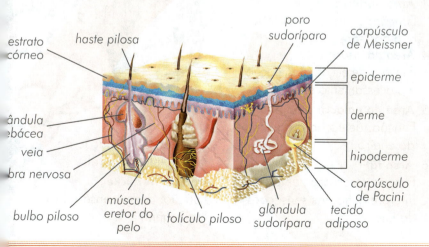

Atlas do Corpo Humano

Sistema Nervoso

A Ciência diz que o sistema nervoso é o mais complexo de todos os sistemas humanos. Todo o nosso comportamento é regido por ele. Os neurônios (células nervosas) transmitem impulsos eletroquímicos e as informações são codificadas em nosso cérebro.

O treinamento constante da mente resulta no estabelecimento de mais conexões entre as células do tecido nervoso. Ler, estudar, entender e praticar ações fazem com que o nosso corpo ative as células nervosas. Quanto maior o número de conexões, mais desenvolvida será a inteligência de um indivíduo.

Como funciona o sistema nervoso

O sistema nervoso divide-se em central, periférico e autônomo, mas todos trabalham integrados e sincronizados.

O sistema nervoso central é formado pelo encéfalo (cérebro, cerebelo e bulbo) e pela medula raquidiana ou espinhal; é protegido pelos ossos da caixa craniana e da coluna vertebral e também por membranas chamadas meninges.

O sistema nervoso periférico é formado pelos nervos, por meio dos quais o sistema nervoso central se comunica com o restante do organismo.

Questão de Saúde

Estresse: doença do sistema nervoso

Estresse é uma doença que aflige muitas pessoas hoje em dia.
Ela é provocada, entre outras causas, por trabalho em excesso e muita preocupação.
O estresse provoca dificuldades para dormir, prejudica a concentração e a memória, acarreta distúrbios digestivos, além de outras disfunções.
Para evitar essa doença, é importante aliviar as tensões emocionais, procurando o que se chama de higiene mental. Praticar esportes, ter momentos de lazer e dormir bem são maneiras de se evitar o estresse.

Saiba Mais

O cérebro é constituído de oito áreas:

1. **Área frontal**
   Função: planejamento, emoção e julgamento.
2. **Área da fala**
   Função: produção da fala e articulação.
3. **Área auditiva**
   Função: detecção e distribuição dos sons.
4. **Área da visão**
   Função: detecção, percepção e processamento de imagens.
5. **Área do paladar e do olfato**
   Função: detecção do gosto e do cheiro.
6. **Área tátil**
   Função: processamento e interpretação das sensações de tato.
7. **Área motora**
   Função: coordenação do movimento corporal.
8. **Área de Wernicke**
   Função: compreensão da linguagem.

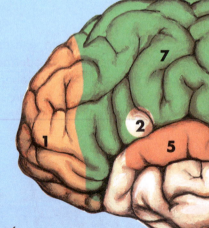

Atlas do Corpo Humano

O sistema nervoso autônomo é formado por gânglios e nervos e é dividido em simpático e parassimpático. Tem a função de controlar os batimentos cardíacos, a secreção digestiva, os movimentos peristálticos etc. A diferença funcional entre os dois setores desse sistema (simpático e parassimpático) refere-se às substâncias liberadas em suas terminações: simpático noradrenalina (epinefrina) e parassimpático (acetilcolina). Seus efeitos são opostos, isto é, quando o simpático estimula uma certa ação e inibe outra, o parassimpático inibe a primeira e estimula a segunda.

Saiba Mais

Neurônios

As células que fazem parte do sistema nervoso são chamadas de neurônios. A função dos neurônios é conduzir os impulsos nervosos.
O neurônio é composto por dendritos, corpo celular e axônio. Os dendritos sempre trazem o impulso nervoso para o corpo celular, enquanto o axônio leva o impulso para fora do corpo celular.
O cérebro humano tem aproximadamente 100 bilhões de neurônios.
Os neurônios são diferentes da maioria das células do corpo humano, porque têm capacidade muito limitada de regeneração.

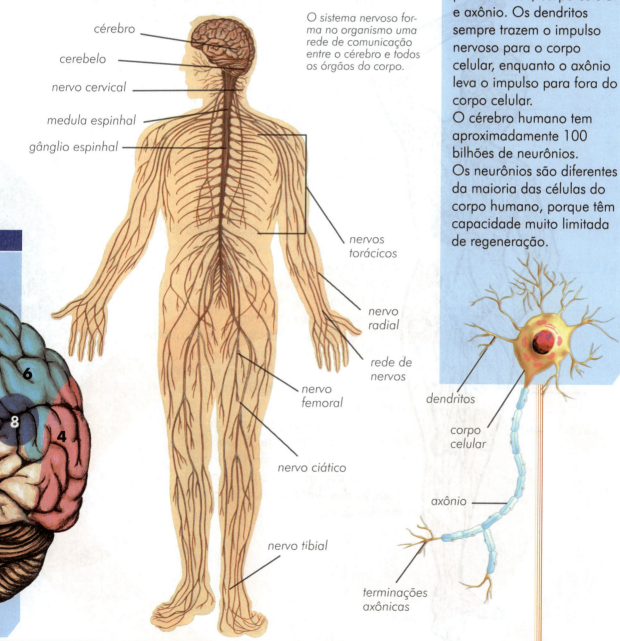

O sistema nervoso forma no organismo uma rede de comunicação entre o cérebro e todos os órgãos do corpo.

Atlas do Corpo Humano 23

Sistema Linfático

É o principal sistema responsável pela proteção e defesa do organismo. Faz parte do sistema imunológico. É constituído por vasos, linfonodos, dutos e órgãos linfáticos (as tonsilas, as adenoides, o baço e o timo) que produzem e transportam a linfa dos tecidos para a corrente sanguínea. Os vasos linfáticos possuem calibre pouco maior que os capilares sanguíneos e têm a extremidade fechada (fundo cego).

Os linfonodos (novo nome para gânglios linfáticos) são estruturas mais ou menos arredondadas, do tamanho de um feijão (nódulo), que ficam presas aos vasos linfáticos. Eles são encontrados em grupos por várias partes do corpo, e em maior concentração no pescoço, axilas e virilha. São centros de afluência dos vasos linfáticos, onde se filtram a linfa e se eliminam os corpos estranhos e as substâncias tóxicas (bactérias, vírus, células cancerosas). Durante a ocorrência de doenças, podem aumentar de tamanho e ficar doloridos, formando a íngua.

As tonsilas são estruturas produtoras de células que participam da imunidade do local ou de todo o corpo. Servem principalmente de primeira barreira do organismo contra agressões do meio ambiente.

As adenoides são nodos linfáticos localizados na parte de trás do nariz e, juntamente com as tonsilas, formam a linha de frente de defesa do tonsilas.

O baço está situado na parte esquerda da cavidade abdominal. É um órgão linfático encarregado de produzir linfócitos que, após entrar no sangue, auxilia na formação e síntese de anticorpos, funcionando como um filtro de sangue.

Apesar do papel importante que tem no sistema imunológico, o baço não é essencial. Suas funções são assumidas por outros órgãos em sua ausência.

O timo é um órgão linfático que cresce até a puberdade. Depois disso, sofre atrofia progressiva no idoso. A função do timo é promover a maturação dos linfócitos que vieram da medula óssea.

adenoides
amígdalas ou tonsilas
linfonodos
timo
vasos linfáticos
baço
medula óssea

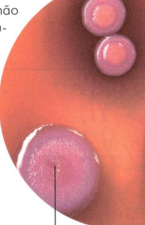

linfonodos

24 Atlas do Corpo Humano

Questão de Saúde

A evolução da defesa no organismo humano

Nos primeiros meses de vida, o bebê se imuniza recebendo anticorpos da mãe pela amamentação.

Na infância, o organismo começa a criar seus próprios anticorpos, quando entra em contato com bactérias e vírus que estão no ambiente ou por meio das vacinas, evitando o desenvolvimento de inúmeras doenças. Quando adultos, contamos com a imunização já existente adquirida na infância. Para manter o corpo com boa imunização e sem doenças, é necessário ter uma boa alimentação, dormir em torno de oito horas por dia e dar muita risada. Já é provado que sorrir e estar de bem com a vida garantem uma boa imunização.

O que é linfa?

A linfa é um líquido transparente, claro e ligeiramente amarelado. Sua composição é similar a do sangue mas sem hemáceas (glóbulos vermelhos). A linfa contém leucócitos (glóbulos brancos) dos quais 99% são linfócitos.

Imagem que reproduz linfonodos servindo de barreira para as agressões do organismo.

agressor (micróbios, bactérias, vírus)

Questão de Saúde

Drenagem linfática

A drenagem linfática é um método fisioterapêutico de massagem especializado que segue o trajeto do sistema linfático. Tem como função na área da saúde, por exemplo, tratar de pós-operatório e edemas linfáticos; e na área de beleza, tratar de acne, celulite, retenção de líquidos, entre outros problemas. Essa massagem ocasiona a regeneração e a defesa dos tecidos, aumentando o suor e a eliminação de toxinas, equilibrando, assim, o organismo.

Saiba Mais

Melhor prevenir do que remediar

Apesar de todos os mecanismos de defesa do organismo, às vezes, algumas doenças conseguem se instalar. Para combater essas doenças, desenvolveram-se as vacinas. A vacina é um reforço ao sistema de defesa que ajuda na proteção de nosso organismo. São feitas de antígenos (micro-organismos) mortos ou atenuados, que ao serem aplicados no corpo fazem com que ele comece a produzir anticorpos. Quando o corpo vacinado entra em contato com a doença verdadeira, seu sistema imunológico reconhece o antígeno e imediatamente produz anticorpos, combatendo a doença.

Sistema Urinário

O sistema excretório é a principal via de eliminação de resíduos do organismo. É formado por dois rins e pelas vias urinárias, compostas por dois uréteres, uma bexiga e uma uretra. A principal função do sistema excretório é produzir e eliminar urina.

Os rins são dois órgãos situados na parte posterior do abdome. Sua função é formar e concentrar a urina. Para isso, dispõem de unidades microscópicas denominadas *néfrons*. Os néfrons são unidades fundamentais dos rins, responsáveis pela filtração do sangue e formação da urina. Após o sangue entrar nos rins pela artéria renal, passar por vários processos e ramificações, ele é filtrado. Os rins fil-

Saiba Mais

Um potente filtro
Durante 24 horas são filtrados aproximadamente cerca de 180 litros de sangue. Apesar deste grande volume, a formação da urina é de aproximadamente 1,5 litro por dia.

Questão de Saúde

Quanto mais água melhor
A doença mais comum do sistema excretor é o cálculo renal ou pedra nos rins. Isto ocorre pelo acúmulo de sais que formam cálculos. Hoje em dia, um dos tratamentos é quebrar o cálculo com raio *laser*, e após ser quebrado, ele é eliminado pela urina. Ingerir 2 a 3 litros de água por dia é fundamental para que as partículas de cálcio se separem, evitando formar novos cálculos. Dietas com baixo consumo de sal e proteína animal ajudam a prevenir a formação de pedra nos rins.

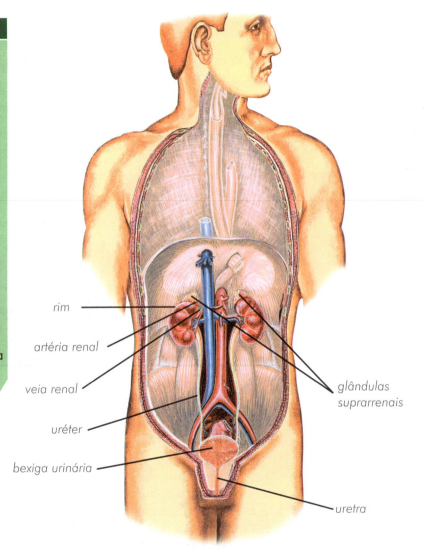

26 Atlas do Corpo Humano

tram todas as substâncias da corrente sanguínea, formando parte da urina que passa de forma contínua pelos uréteres até a bexiga, onde é armazenada. A urina é constituída por água, sais minerais, ureia e outras substâncias. Depois de armazenada na bexiga, a urina passa por um conduto denominado uretra, até ser eliminada para o exterior do organismo.

Quando a bexiga está cheia, ocorre o reflexo e vontade de urinar e, assim, ela é esvaziada.

Saiba Mais

Sistema urinário masculino
A bexiga do homem é maior que a da mulher e está localizada na frente do reto. A uretra é mais larga, alongando-se até o pênis. Uma das funções importantes da uretra é servir de caminho para o sêmen, indo da próstata até o pênis.

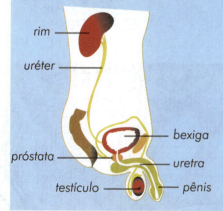

Sistema urinário feminino
A bexiga localiza-se ao lado do útero. A uretra da mulher é menor tanto no tamanho quanto na largura, comparando com a do homem. Sua abertura fica entre a vagina e o clitóris.

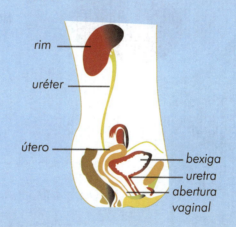

Questão de Saúde

Hemodiálise – O rim substituto
O mau funcionamento do rim pode levar a pessoa à morte. Uma doença grave constitui-se na dificuldade dos rins em filtrarem o sangue, causando uma maior concentração de substâncias que trazem prejuízo ao organismo. Quando o rim deixa de funcionar, é necessário fazer a diálise, na qual a pessoa é ligada a uma máquina e o sangue é filtrado por essa máquina.

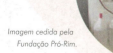

Imagem cedida pela Fundação Pró-Rim.

Atlas do Corpo Humano 27

Sistema Reprodutor Masculino

O sistema reprodutor masculino é formado por dois testículos, dois epidídimos, dois ductos deferentes, uma uretra e pênis (veja ilustração). Os testículos produzem espermatozoides e um hormônio, a testosterona, que determina as características sexuais secundárias masculinas; os epidídimos armazenam espermatozoides; as vesículas seminais e a próstata produzem secreções que, juntamente com os espermatozoides, constituirão o sêmen; o pênis é formado por tecido erétil, que permite sua ereção.

Saiba Mais

Sexo seguro
A relação sexual é o momento de encontro dos parceiros e causa muito prazer, mas devem ser tomadas algumas precauções, tais como: escolher o anticoncepcional mais adequado para o casal - com o objetivo de evitar uma gravidez não planejada - e usar camisinha para evitar doenças sexualmente transmissíveis.

Questão de Saúde

DST – Doenças Sexualmente Transmissíveis
As DST´s são contraídas por meio do ato sexual. Os micro-organismos, sejam vírus, bactérias ou fungos, são transmitidos de uma pessoa para outra. As principais doenças são: gonorreia, sífilis, AIDS, herpes, hepatite, tricomoníase, candidíase e HPV.
Para que não se contraia nenhuma doença, as pessoas envolvidas no ato sexual devem usar camisinha. Ela é a única forma de prevenção.

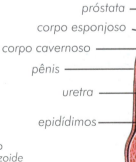

A cauda do espermatozoide (célula reprodutora masculina) é adquirida enquanto ele está nos epidídimos.

Corte lateral do Sistema Reprodutor Masculino

- duto ejaculador
- bexiga
- uréter
- vesículas seminais
- ducto deferente
- próstata
- corpo esponjoso
- corpo cavernoso
- pênis
- uretra
- epidídimos
- testículo
- bolsa escrotal

28 Atlas do Corpo Humano

Durante o ato sexual, o homem é estimulado e seu pênis fica ereto. A ereção ocorre devido à maior circulação sanguínea no corpo peniano, especificamente nos corpos cavernosos. A firmeza do pênis é que dará a sustentabilidade para que ocorra a penetração. Após sucessivos estímulos, pode ocorrer a ejaculação.

A bolsa escrotal abriga os testículos e os epidídimos. Esses órgãos são externos. Isso porque os espermatozoides, que são produzidos e armazenados, precisam de uma temperatura mais fria que a do corpo humano. São produzidos, ao dia, aproximadamente 150 milhões de espermatozoides e são mantidos, pelo homem, cerca de 2 bilhões deles constantemente. Os espermatozoides que não saírem pela ejaculação serão destruídos pelo organismo.

Órgãos reprodutores externos

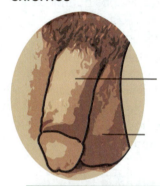

pênis

bolsa escrotal ou escroto

Questão de Saúde

A importância do autoexame
O câncer testicular é um câncer muito comum entre homens jovens e, é facilmente tratável, se for detectado precocemente. O modo recomendado para se fazer a prevenção é realizando um autoexame testicular mensalmente.

Questão de Saúde

Camisinha é imprescindível
• Não utilize camisinhas armazenadas em embalagens contendo ar, pois estão fora do prazo e impróprias para o uso.
• Exija sempre o selo do INMETRO.
• Converse com seu (sua) parceiro (a) e negocie previamente o uso do preservativo.
• Adquira a camisinha com lubrificante; não utilize saliva nem lubrificantes oleosos como a vaselina, eles podem estragar o preservativo.
• Se necessário, utilize lubrificantes que não prejudiquem a estrutura do látex (geralmente à base de água).
• Coloque a camisinha com o pênis ereto, no máximo da ereção. (Veja sequência de imagens abaixo.)
• Deixe uma folga na ponta, aperte-a até sair o ar e desenrole-a até a base do pênis.
• Após a relação sexual, tire a camisinha com o pênis ainda ereto e jogue-a fora.
• Ao final do contato sexual, lave os órgãos sexuais com água e sabonete.
• Atenção para o consumo de bebidas alcoólicas, pois, frequentemente, levam ao esquecimento do uso do preservativo.
• **Use sempre camisinha, não se esqueça!**

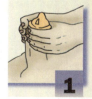

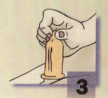
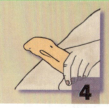
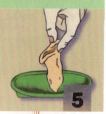

Atlas do Corpo Humano

Sistema Reprodutor Feminino

O sistema reprodutor feminino é composto de vários órgãos: a vulva (parte externa), a vagina, o útero, dois ovários e duas tubas uterinas. A vagina recebe o pênis na hora da penetração, durante a relação sexual. Aos ovários cabe maturar as células reprodutoras femininas, denominadas óvulos (eles são formados durante o desenvolvimento embrionário); e, além disso, produzem os hormônios femininos: estrógeno e progesterona. O útero tem como função alojar e desenvolver o embrião. As tubas uterinas são canais de comunicação entre o útero e os ovários, e é nelas que ocorre a fecundação.

Questão de Saúde

TPM

A tensão pré-menstrual (TPM) ocorre logo após a ovulação, devido à variação hormonal e à inflamação do endométrio. A mulher pode apresentar alguns sintomas, como: cólicas, dor de cabeça, irritação, alteração brusca de humor, inchaço nas mamas e no abdome e mal-estar. Esses sintomas são aliviados quando a menstruação chega. Com hábitos saudáveis, como uma alimentação rica em frutas e verduras e diminuição de cafés, chocolates e frituras, os sintomas da TPM são aliviados.

Órgãos reprodutores externos

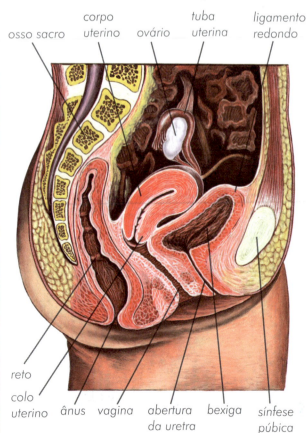

Vulva — clitóris, pequeno lábio, grande lábio, uretra, vagina

Corte lateral do Sistema Reprodutor Feminino

osso sacro, corpo uterino, ovário, tuba uterina, ligamento redondo, reto, colo uterino, ânus, vagina, abertura da uretra, bexiga, sínfese púbica

Órgãos reprodutores internos

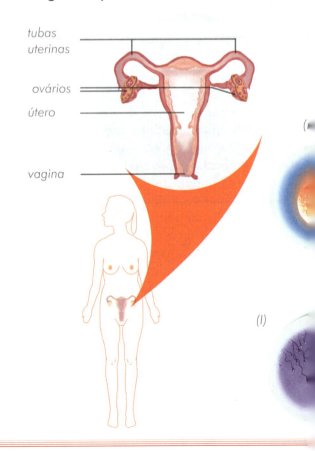

tubas uterinas, ovários, útero, vagina

(I)

30 Atlas do Corpo Humano

Saiba Mais

Ciclo menstrual

O ciclo menstrual na mulher tem um período aproximado de 28 dias. Após a menstruação, o corpo já se prepara para o novo ciclo. A fase proliferativa do endométrio (tecido que reveste o útero) inicia-se após o oitavo dia do final da menstruação e vai até o décimo dia, a partir deste começa o período fértil da mulher. O período fértil é caracterizado pela expulsão do óvulo do ovário, que ocorre por volta do décimo primeiro dia do ciclo até o décimo nono, período de provável fecundação. A partir desse dia até o vigésimo oitavo dia do ciclo, a mulher não está fértil.

Durante o ciclo menstrual, a mulher produz hormônios que mantêm o ovário sempre em bom funcionamento.

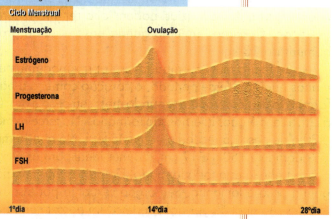

O gráfico à direita mostra a variação dos hormônios no corpo feminino durante o ciclo menstrual. Observe que, com exceção da progesterona, todos têm sua taxa máxima na ovulação.

Ovulação e Fecundação

Durante a ovulação, se a mulher tiver relações sexuais sem nenhuma prevenção contra a gravidez, a fecundação poderá ocorrer. Assim que o sêmen é ejaculado na vagina, os espermatozoides nadam até as tubas uterinas (figura I), fecundando-o. Após cinco dias, as células, já em fase de crescimento (figura II a IV) se fixarão no útero, processo que se chama nidação (figura V).

Etapas da formação do embrião

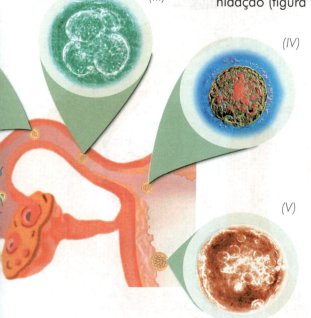

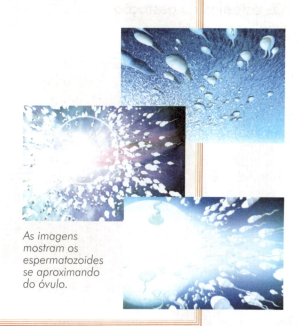

As imagens mostram os espermatozoides se aproximando do óvulo.

Atlas do Corpo Humano 31

Gestação

Em um período de 40 semanas, o corpo da mulher passa por várias transformações para acomodar o embrião e desenvolvê-lo. O útero fica 10 vezes maior, as mamas aumentam de volume, náuseas, vômitos ou azias podem ocorrer até o terceiro mês da gestação. O corpo feminino ganha peso e numa gravidez normal aumentará 13 kg.

No primeiro mês, o embrião tem aproximadamente 1 cm e pesa menos que 1g. Nesse período, o coração começa a bater e ocorre a formação do cérebro. No segundo mês, seu peso é de 10 g e ele mede 5 cm, e seus órgãos internos são formados. No terceiro mês, com 12 cm e 30 g de peso, já recebe o nome de feto. No quarto mês, com aproximadamente 150 g e 17 cm, é o mês ideal para as ultrassonografias, pois o bebê já está todo formado. Do quinto mês em diante, o feto só ganha peso e tamanho. Seu órgão sexual já pode ser visto em exames. Ao final da gestação, o feto tem aproximadamente 47 cm e pesa cerca de 3 kg. Os meninos geralmente são maiores que as meninas.

Questão de Saúde

Alimentação saudável

• A mulher grávida deve evitar o fumo e o álcool, pois eles podem provocar o nascimento prematuro do bebê. Esses bebês geralmente são menores do que a média.

• Usar drogas é especialmente prejudicial porque pode inibir o desenvolvimento normal dos membros do bebê.

• Todas as mulheres grávidas devem tomar muita água e ter uma alimentação saudável.

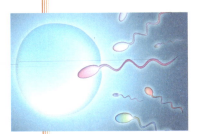

Toda mulher deve fazer o pré-natal, pois é nesse período que o médico analisa a condição física da mãe e o desenvolvimento do feto.

Os estágios da gestação

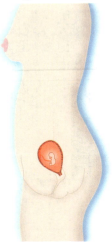
Primeiro mês

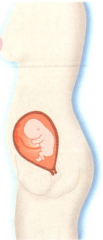
Terceiro mês

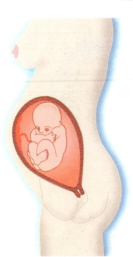
Sexto mês

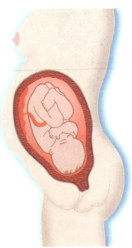
Nono mês

Durante a gravidez, a forma do útero muda. No início, ele tem a forma de uma pequena pera e depois fica tão grande como um balão. No final da gravidez, o útero toma a maior parte do espaço dentro do abdome da mulher.